AF467021

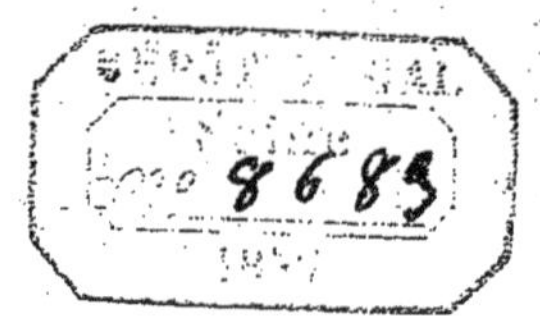

DE

L'ORCHITE CHRONIQUE

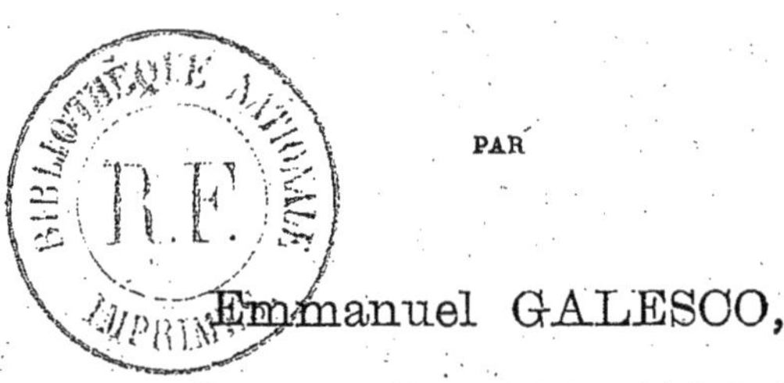

PAR

Emmanuel GALESCO,

Docteur en médecine de la Faculté de Paris.

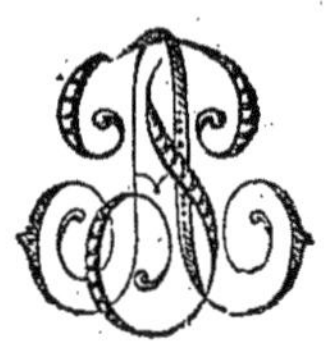

PARIS

A. PARENT, IMPRIMEUR DE LA FACULTÉ DE MEDECINE

31, RUE MONSIEUR-LE-PRINCE, 31

1877

A MES PARENTS

ET

A MES AMIS

Reconnaissance.

A MON PRÉSIDENT DE THÈSE

M. LE PROFESSEUR VERNEUIL

A MES MAITRES DE LA FACULTÉ DE MÉDECINE DE PARIS

A MES MAITRES DE LA FACULTÉ DE MÉDECINE DE BUKAREST

Agréez, mes chers maîtres, ce faible témoignage de gratitude pour vos savantes leçons.

PRÉFACE

L'étude à laquelle nous nous livrons, bien certainement n'est pas nouvelle. Le moindre manuel de pathologie chirurgicale, depuis Curling et surtout depuis sa reproduction par M. Gosselin, contient quelques pages sur l'*orchite chronique*, mais non pas de la manière dont nous voulons l'entendre aujourd'hui.

Nous tâcherons donc de mettre mieux en relief la très-juste pensée de M. Reclus, à qui, croyons-nous revient le mérite d'avoir tracé les limites de cette affection telle que nous l'entendons, de lui avoir ainsi assigné la vraie place dans le cadre nosologique, par son travail : *Du tubercule du testicule* et de l'*Orchite tuberculeuse*. A ce travail même, qui nous a suggéré cette entreprise, nous puisons les données les plus importantes à cet appui. Qu'il nous soit donc permis de faire à M. Reclus et à cette place même nos remercîments sincères.

DE

L'ORCHITE CHRONIQUE

HISTORIQUE.

Sous cette dénomination, nous trouvons, depuis Curling et son traducteur M. Gosselin, dans nos livres de pathologie chirurgicale, plusieurs sortes des tumeurs du testicule, non définies mais décrites seulement, vaguement. Nélaton, qui l'a déclarée fort rare, nous la montre succédant à une orchite aiguë : le testicule est dur, parfois bosselé, volumineux, le plus souvent indolore ; la marche de l'affection est lente, sa terminaison incertaine. On trouve à l'autopsie des noyaux caséeux et de la substance jaune infiltrée. Il nous cite l'observation d'un bateleur qui, à la suite d'une chaude-pisse et d'un coup de pied d'autruche dans la région hypogastrique, vit survenir un gonflement persistant du testicule. Du reste, Nélaton n'indique aucun signe qui permette d'asseoir le diagnostic. En feuilletant nos recueils périodiques, on rencontre ça et là, sous le nom d'orchite chronique, quelques exemples aussi confus et, de temps en temps, ce diagnostic est porté dans nos hôpitaux. Nargaud, dans une thèse soutenue en 1873, propose même de désigner par ce mot les épididymites caséeuses, de MM. Mougin et Richet; d'autre part, il est beaucoup d'auteurs qui, n'ayant jamais vu une orchite chronique à symptômes précis, voudraient bien la nier et la traiter comme Dufour, cité par M. Reclus, de « *rêverie pathologique* ». Mais une mesure aussi radicale ne satisfait pas l'esprit. Et l'on se demande, avec raison, pourquoi les inflammations chroniques n'envahiraient jamais le testicule quand elles atteignent, parfois, les autres parenchymes.

Il nous semble que, dès à présent, on pourrait donner de l'orchite chronique une définition claire et, pour la faire rentrer dans le cadre nosologique, nous n'avons qu'à consulter l'histoire des autres inflammations chroniques, et nous verrons que cette dénomination est devenue, le plus souvent, synonyme d'inflammation interstitielle ou de sclérose. Pour ne citer qu'un exemple, où en est-on de l'ancienne myélite chronique? Elle était fréquente autrefois. Mais où on l'a diagnostiquée, ne diagnostique-t-on pas presque toujours, à cette heure une ataxie locomotrice ?

La grande erreur, jusqu'à ce jour, a été de chercher l'orchite chronique, comme l'ont fait Curling et Nélaton, parmi les testicules *gros*, au risque de la confondre avec le tubercule, les lymphadénomes et les dépôts gommeux de la syphilis. Or cette idée n'est pas raisonnable, et le testicule serait le seul organe glandulaire où l'inflammation chronique se traduirait par une augmentation de volume. Nous savons, en effet, que si dans le foie, dans le poumon et dans les reins, l'inflammation chronique provoque, à son début, une tuméfaction très-appréciable, ce stade est de courte durée. Lorsque, dans une glande, une inflammation, au lieu de se résoudre, persiste à l'état subaigu, le tissu conjonctif prolifère, puis se rétracte progressivement en étouffant les éléments du parenchyme. Le processus est toujours le même, que la sclérose soit primitive ou qu'elle soit secondaire et déterminée par une dégénérescence de l'épithélium qui tapisse les tubes.

Nous croyons donc que cette question qu'on a rendu si complexe ne présente rien de spécial dans le testicule, et l'inflammation chronique doit y être interprétée comme dans le foie et dans le rein où elle est fréquente, comme dans le poumon où elle est exceptionnelle.

Il est vrai qu'on signale aussi, dans le testicule, des abcès à évolution lente. Peut-être pourrait-on en faire une deuxième variété de l'orchite chronique ; mais le plus sage est de s'abstenir, car rien n'est moins nette que leur histoire : on a constaté leur existence et voilà tout. Le fongus bénin, lui aussi, pourrait constituer une troisième variété d'orchite chronique ; car, pour qu'il se développe, il faut certaines conditions qui n'ont rien de commun avec l'inflammation chronique. Aussi laisserons nous de côté abcès et fongus, et définirons-nous, avec M. Reclus, l'orchite chronique la *sclérose du testicule*, que nous diviserons : en *interstitielle*, ou consécutive à la syphilis, et en *parenchymateuse* qui, le plus souvent, reconnaît pour cause le traumatisme et la métastase des oreillons. Mais, comme, d'autre part, l'inflammation atteint fréquemment l'épididyme, nous aurons donc une épididymite accompagnant souvent, sinon pas toujours, l'orchite interstitielle, et une épididymite reconnaissant les mêmes causes que l'orchite parenchymateuse, et pouvant exister presque toujours, à l'exclusion de celle-ci.

ANATOMIE PATHOLOGIQUE.

Tous les testicules atrophiés et fibreux, ou mieux dire les orchites chroniques, ne se ressemblent pas, et, à l'exemple de M. Reclus, nous les décrirons à part, en suivant le plan que nous nous sommes tracé plushaut :

a). *Sclérose interstitielle du testicule.* — Elle a pour cause la syphilis ; le testicule est plus volumineux, peut-être parce que, à la sclérose, se joignent quelques dépôts gommeux dont l'iodure de potassium hâterait la résorption ; le processus est d'une extrême lenteur, et lorsque enfin le testicule s'atrophie, il est d'une dureté bien supérieure à celle que détermine l'orchite parenchymateuse.

C'est, croyons-nous, à ces orchites syphilitiques que se rapportent les cas où l'on trouve les testicules lourds, massifs, consistants. Les feuillets épaissis de la vaginale sont adhérents dans presque toute leur étendue ; l'albuginée ne peut être séparée ni de la séreuse, ni de la glande avec laquelle son tissu se continue. En quelques points, la surface en est déprimée, d'aspect cicatriciel ; les dépressions correspondent à des cordes fibreuses qui, du milieu de la glande, viennent s'insérer à la surface interne de l'albuginée qu'elles attirent en la fronçant. Le parenchyme est profondément modifié ; il est rosé, charnu, et ne cède pas même à une traction énergique; des vaisseaux se dessinent sur la surface de section, mais, au lieu de suivre les travées, ils divergent en éventail. Çà et là on voit des noyaux fibreux étoilés d'où rayonnent les cordons qui, nous l'avons déjà dit, s'insèrent à la surface interne de l'albuginée. D'ailleurs, les lésions ne sont pas partout du même âge : si les tubes ont complètement disparu par places, il est encore des régions où la glande a conservé quelque chose de son aspect normal. M. Malassez, cité, a bien voulu examiner ce testicule au microscope : dans un premier stade, il a constaté le développement d'une grande quantité d'éléments jeunes au milieu du tissu réticulé qui entoure les tubes séminifères. Plus tard naîtra, de ces éléments, la substance conjonctive nouvelle qui devient très-abondante autour des canalicules spermatiques. Mais les tubes eux-mêmes s'altèrent et s'aplatissent ; leurs parois présentent une sorte d'hypertrophie concentrique ; l'épithélium dégénère et le canal s'oblitère par une accumulation de cellules granulo-graisseuses. Enfin la résorption se fait ; les parois de la membrane propre s'appliquent l'une contre l'autre, le tube a disparu, et l'on n'a plus que du tissu fibreux. Cependant, on reconnaît longtemps encore ce qui dérive du tissu interstitiel et ce qui appartient aux tubes primitifs, car ce dernier est à peine teinté par le picrocarminate, tandis que le tissu interstitiel se colore en rose ; aussi, sur une coupe aperçoit-on, au milieu d'une masse rose, de petits points blnachâtres, derniers débris de tubes séminifères ; mais cette distinction ellemême s'efface et la transformation fibreuse est complète.

b). *Sclérose parenchymateuse du testicule.* — C'est la description de l'orchite d'origine traumatique et par métastase des oreillons, que nous donnons ici : le testicule, dont le plus grand diamètre est de 12 à 15 millimètres, est mou, flasque ; l'albuginée est trop large pour son contenu. Sur une coupe antéro-postérieure, on n'aperçoit plus de lobules séparés par des travées fibreuses que l'on observe à l'état normal. La substance glandulaire est anémiée, sans vaisseaux apparents. Elle est opaline, d'un blanc laiteux ; la surface de section en est uniforme et les tubes séminifères ne s'y dessinent que vaguement. Lorsqu'on les pince en exerçant une traction légère, on peut encore les dérouler, mais ils sont si grêles qu'ils ne tardent pas à se rompre. Comme dans l'orchite syphilitique, nous avons bien du tissu fibreux de nouvelle formation, mais il est moins compacte, plus souple et d'apparence plus déliée. Aux dissemblances que l'on constate à l'œil nu, correspondent des dissemblances histologiques pour le moins aussi grandes. C'est l'examen microscopique qui a été fait par M. Malassez que nous reproduisons ici, car il peut nous servir de type.

Le *tissu intercanaliculaire* ne semble que peu modifié. Peut-être les cellules conjonctives y sont-elles à la fois plus jeunes et plus nombreuses, mais son épaisseur n'est point augmentée et l'espace qui sépare les tubes est le même qu'à l'état normal. Les vaisseaux non plus ne sont point altérés ; néanmoins on n'y retrouve pas ces grandes cellules qu'on y rencontre habituellement et que des anatomistes ont décrite comme des cellules nerveuses. Mais ces quelques changements sont insignifiants, et nous devons conclure que le tissu interposé aux canalicules est sain. C'est, d'ailleurs, ce qui nous explique comment les tubes séminifères se laissent étirer.

Les *tubes* sont diminués de volume et leur diamètre, — paroi et cavité, — au lieu de varier, comme à l'état normal, de 150 à 200 mill. de mm., oscille de 60 à 120. C'est le premier fait qui frappe dans les préparations ; on doit le considérer comme caractéristique. Si maintenant on prend en détail chacune des parties constituantes de ces tubes, on constate que la *paroi externe* est intacte et que son tissu sain ira se confondre avec le tissu conjonctif intercanaliculaire. Mais la tunique interne ou membrane propre du tube, — ordinairement si mince qu'elle est encore niée par certains anatomistes, — est très-hypertrophiée, et comme son développement anormal s'est effectué dans l'intérieur du tube séminifère, dont les parois ne peuvent se dilater, cette tunique interne se plisse et obstrue la lumière du canalicule par de véritables circonvolutions. Celles-ci sont moins visibles sur les coupes perpendiculaires des tubes, mais sur les coupes longitudinales et obliques on distingue très-bien les stries et les festons de cette membrane propre. L'*épithélium*, d'abord refoulé par cette hypertrophie, ne tarde pas à disparaître ; à peine çà et là aperçoit-on quelques traces de cellules dégénérées. De même la cavité s'est obliterée et n'est plus représentée, en certains points, que par les débris d'épithélium dont nous venons de parler. Il en résulte que les tubes séminifères sont transformés en cordons pleins, et apparaissent, à un faible grossissement, comme des masses réfringentes compactes.

Ces diverses altérations n'envahissent ni le *rete* du corps d'Higmorhe, ni le canal de l'épididyme que, d'ailleurs, les injections au mercure nous les avaient démontré perméables.

En résumé, les tubes séminifères sont seuls atteints dans les orchites métastatiques. — Leurs lésions consistent en une hypertrophie de la tunique interne ou membrane propre, avec atrophie de l'épithélium et disparition de la cavité, ce qui les transforme en un cordon plein. On le voit, le processus inflammatoire a pour siége évident le tube séminifère lui-même. Il s'agit, non plus d'une sclérose interstitielle comme dans les orchites syphilitiques, mais bien d'une sclérose parenchymateuse.

Mais ces lésions ne sont-elles pas identiquement les mêmes que celles que l'on trouve dans la cirrhose hypertrophique du foie ? En effet, nous savons que sous l'influence de l'inflammation chronique du tissu conjonctif interlobulaire, il se produit une irritation chronique des canalicules biliaires qui y étaient contenus ; que ces canalicules se remplissent de cellules épithéliales et qu'ils se laissent dilater par cette formation nouvelle de cellules, dans des conduits qui n'en contenaient pas à l'état normal.

Nous résumant donc sur ce parallélisme et sans avoir la prétention d'en avoir dit le dernier mot, nous concluons avec M. Reclus que l'inflammation chronique du testicule pourrait avoir sa raison de figurer dans le même cadre que les autres inflammations chroniques.

SYMPTOMATOLOGIE.

Nous allons scinder notre étude et décrire séparément les altérations que l'inflammation chronique provoque dans le testicule et dans l'épididyme. D'ailleurs cette division n'est point aussi factice qu'on pourrait le croire et, dans le plus grand nombre des cas, l'observation nous le démontre, l'un des organes est atteint à l'exclusion de l'autre. Ainsi, dans la blennorrhagie, l'orchite est exceptionnelle, c'est l'épididymite qui est la règle. Au contraire, dans les métastases génitales des oreillons, l'inflammation n'envahit guère que le testicule proprement dit. Dans la thèse de M. Lemarchand, « Des oreillons chez le soldat », nous n'avons pas relevé une seule exception. Aux observations cliniques de M. Lemarchand, nous pouvons ajouter une vérification nécropsique récente que nous rapportons plus loin.

Il en est de même de l'orchite traumatique dont il est parlé dans notre observation III.

Cette intégrité de l'épididyme accompagnant l'atrophie du testicule est un fait si constant, qu'il y a lieu de s'étonner de ne le voir indiqué nulle part d'une façon plus expresse. On le signale dans un grand nombre d'observations ; nous le trouvons dans les cas de Grisolle et de Béhier, dans ceux de Rilliet, de Combeau et de Lemarchand, de Gosselin et de Curling, mais aucun de ces auteurs ne l'élève à la hauteur d'une loi. Curling se borne à dire « que l'épididyme ne s'atrophie pas ordinairement aussi vite ni autant que le testicule. » Nous serons plus catégoriques, et, nous appuyant avec M. Reclus, tant sur nos observations que sur les cas épars dans les recueils, nous concluerons que, dans le cours des oreillons, et à la suite des traumatismes, l'inflammation se confine dans le testicule sans atteindre l'épididyme. Le testicule s'atrophie, l'épididyme demeure intact.

Il était intéressant de signaler cette sorte d'indépendance que peut expliquer, nous croyons, le mode de développement de la glande spermatique. Quoi qu'il en soit, si l'épididyme est épargné dans les cas précédents, parfois il est spécialement envahi, et nous avons vu que tel est l'ordinaire, à la suite des blennorrhagies, par exemple; l'épididyme est alors le lieu d'élection.

Nous n'insisterons pas sur le tableau clinique présenté par ces inflammations. D'ailleurs, il diffère suivant qu'elles sont chroniques d'emblée, ou qu'elles succèdent à un état aigu. Les inflammations chroniques d'emblée, consécutives aux vieux écoulements uréthraux ou provoquées par certains varicocèles, ne se révèlent par aucun symptôme appréciable. Les noyaux se déposent dans l'épididyme, le testicule se sclérose et cela, le plus souvent, à l'insu même du malade. Aussi, pour observer de pareils cas, faut-il les rechercher de parti pris, car jamais l'individu qui les offre n'attire sur eux l'attention.

Les inflammations chroniques succédant à des états aigus sont plus fréquentes.

Nous connaissons leurs causes : la blennorrhagie et les uréthrites auxquelles on peut ajouter la masturbation; les métastases des rhumatismes et des oreillons; la variole, enfin tous les traumatismes.

Voici d'ailleurs, dans tous les cas, les symptômes que l'on constate. S'il s'agit d'une orchite, si le testicule proprement dit est envahi, on voit peu à peu les phénomènes inflammatoires aiguës s'apaiser; la glande se met à diminuer de volume progressivement, et bientôt on trouve le testicule petit et comme perdu dans des bourses trop larges; il est flasque, peu résistant, et presque enveloppé par l'épididyme normal qui entoure parfois les deux tiers de sa circonférence. Mais, ce qu'il y a de vraiment remarquable, c'est la rapidité du processus, et, dans la plupart des observations citées, en moins de six semaines le testicule ne mesure guère que le diamètre d'un haricot. Cette rapidité a frappé M. Gosselin qui propose de donner à la maladie le nom « d'orchite atrophiante. » Il la range parmi les affections de l'adolescence; cependant elle survient à tous les âges et nous rapportons plus loin une observation d'atrophie chez un homme de 61 ans.

L'épididymite chronique est, pour nous, d'une étude plus importante, car elle peut être prise pour du tubercule.

Elle est caractérisée par une induration qui siége de préférence dans la queue de l'organe dont elle oblitère le conduit, comme l'ont démontré les recherches de M. Gosselin. Les limites de cette induration ne sont pas précises; mais que la tumeur soit peu étendue ou qu'elle envahisse une grande partie de l'épididyme, c'est toujours par dégradations insensibles que les tissus altérés se continuent avec les tissus sains. Cette induration est spéciale : elle diffère de celle du tubercule en ce qu'elle présente une sorte de rénitence et d'élasticité qui lui sont particulières. Il n'existe pas de bosselures et, si nous voulions distinguer les sensations que font éprouver aux doigts les lésions de l'épididymite chronique et du tubercule, nous dirions que celui-ci nous offre des surfaces de sphère en plus ou moins grand nombre, et celle-là une surface de cylindre. Au demeurant, comme le dit très-bien Barnier, cité par M. Reclus : « L'épididymite chronique altère l'organe en augmentant son volume, mais elle ne le déforme qu'en exagérant les saillies déterminées par les flexuosités du canal. »

Notons encore une particularité qui nous paraît constante et que nous empruntons à M. Reclus : *On peut suivre nettement les contours de l'anse formée par la réflexion de la queue de l'épididyme; on sent, avec la plus grande facilité, la dépression que cette anse circonscrit.* Or, comme rien de semblable ne s'observe à l'état sain, car les deux chefs de l'anse sont accolés l'un à l'autre, ou dans la tuberculose, car celle-ci englobe dans une masse compacte les flexuosités de la queue de l'épididyme, ce signe nous semble acquérir une véritable importance.

DIAGNOSTIC.

Nous avons fait remarquer que pour trouver l'orchite chronique il faut la rechercher de parti pris. Et si le testicule proprement dit est envahi, voici ce que l'on constate : la glande testiculaire est considérablement atrophiée et comme perdue dans les bourses; elle est flasque, peu résistante et presque enveloppée par l'épididyme normal. Si l'épididyme qui est pris, ses caractères seront : augmentation dans le volume de l'organe sans altération de forme dans les flexuosités qu'il représente à l'état normal: la glande testiculaire est le plus souvent normale. Cependant, dans les cas où l'inflammation serait de cause rhumatismale, où, par conséquent, les deux portions testiculaires seraient prises à la fois, (M. Bouisson), on pourrait se guider alors dans le diagnostic par l'ensemble des symptômes qui caractérisent ces maladies, en ayant l'attention fixée sur les signes des affections avec lesquels on pourrait le confondre, et dont nous nous sommes occupé plus haut. Mais surtout de ne pas chercher l'orchite chronique parenchymateuse dans les testicules lourds, massifs, consistants et même atrophiés si cette atrophie est dure; ces cas appartiennent à l'orchite syphilitique dont l'iodure de potassium en est le juge.

TRAITEMENT.

Tant qu'il s'agit, comme on vient de le voir, d'une maladie qui le plus souvent est mise en évidence par nous, d'une maladie en un mot qui n'existe telle que pour nous et dont la personne qui la présente ne se plaint que quand on lui en parle, dès lors la science de *guérir* ou de *soulager* et même de *consoler* n'a plus sa raison d'être.

ÉTIOLOGIE.

L'orchite peut être chronique d'emblée; le plus souvent elle succède à une orchite aiguë. L'orchite chronique d'emblée est fort rare, et nous ne connaissons guère que celle que déterminent les écoulements uréthraux longtemps prolongés ou que le varicocèle provoque. Curling nous dit avoir observé plusieurs fois cette dernière variété, et nous en rapportons plus loin une observation.

A ces deux variétés, M. Bouisson, cité par M. Reclus, voudrait en ajouter une troisième. Il y aurait, d'après lui, à côté de l'orchite rhumatismale aiguë, une orchite rhumatismale chronique d'emblée, mais cette orchite rhumatismale ressemble tellement au testicule syphilitique, que M. Bouisson est fort coupable de ne pas nous avoir prémuni par un diagnostic sérieux contre une confusion qui, dans l'état, est inévitable. Ce sont les mêmes duretés, les mêmes productions fibreuses, les mêmes plaques d'aspect cartilagineux. L'albuginée est épaissie et de fortes travées partent du corps d'Higmorhe pour se distribuer dans la glande. Certes, nous ne nions pas l'orchite chronique rhumatismale, mais son existence ne nous est pas prouvée.

Toutes les variétés d'orchite aiguë peuvent déterminer une orchite parenchymateuse, mais non pas avec un même degré de fréquence. Elle a été observée dans l'orchite métastatique des oreillons. Grisolle et Béhier, M. Lemarchand, dans une thèse récente, en citent des exemples; dans l'orchite des masturbateurs, où, suivant la remarque de M. Gosselin, elle serait bien moins rare que dans l'orchite blennorrhagique, nous l'avons vue succéder à une orchite aiguë rhumatismale chez un vieillard de 61 ans. On en trouvera plus loin l'observation: nous la publions d'autant plus volontiers que les auteurs sont loin d'être d'accord sur l'existence de ce genre d'orchite, et tandis que Boyer, Barthez, M. Bouisson croient à sa réalité, M. Després la nie dans sa thèse. L'orchite traumatique est sans doute celle que l'atrophie termine le plus souvent. Parmi plusieurs exemples, on verra plus loin l'observation IV.

L'orchite parenchymateuse peut provenir enfin d'une orchite blennorrhagique, rarement, dit M. Gosselin; mais ne pourrait-il pas tenir de ce que l'orchite blennorrhagique est, en somme, exceptionnelle relativement à l'épididymite? Sur 226 cas, M. Hardy n'a vu l'épididymite se propagager au testicule que 9 fois. Il n'y a donc rien d'étonnant que l'orchite parenchymateuse soit rare, puisque l'orchite blennorrhgique est elle-même rare.

ORCHITES CHRONIQUES.

Obs. I. — Orchite rhumatismale chez un malade de 61 ans. — Atrophie de deux testicules. — Extrême rapidité du processus (obs. empr. à M. Reclus).

Fusley (Charles), corroyeur, âgé de 61 ans, entré le 26 janvier 1872, dans le service de M. Féréol, à St-Antoine pour un rhumatisme articulaire. Il était, nous dit-il d'une excellente santé, lorsque en 1873 survint une fluxion de poitrine dont il ne se remit qu'avec peine. Depuis cette époque, il est moins vigoureux, il se fatigue vite; il a parfois du gonflement des extémités inférieures, et l'œdème remonte, en certains cas des malléoles au genou.

Six jours avant son entrée, le 20 janvier 1872, il fut pris de fièvre intense : violent frisson, céphalalgie, dégoûts pour les aliments, nausées. Dès le lendemain existait un gonflement fort douloureux des deux genoux : à leur tour, les articulations du poignet sont atteintes, puis survient une tuméfaction considérable du scrotum; le malade effrayé entre à l'hôpital. Nous n'insisterons sur aucun des symptômes articulaires que présente le malade : peu à peu, les accidents s'apaisent, la fièvre disparaît assez rapidement, le gonflement diminue, et lorsque un mois et demi après son entrée, le malade quitte l'hôpital, il ne conservait guère qu'une légère tuméfaction du poignet droit.

Voici ce que nous avons pu observer du côté du testicule ; le scrotum est rouge, œdématié ; la surface en est rugueuse et comme flétrie. Il est difficile de sentir au-dessous la glande spermatique; cependant l'épididyme paraît volumineux, dur, aussi bien que le testicule lui-même. Il n'existe pas d'écoulement par le méat, et questionné sur ce point à plusieurs reprises, le malade affirme n'avoir pas eu de chaudepisse depuis vingt-cinq ans au moins. Quatre jours après, le testicule droit se prend à son tour, et celui-là sous nos yeux. L'organe tout entier devient dur, gros, très-douloureux. Comme du côté gauche d'ailleurs, le scrotum est tendu, luisant, épaissi. On ne peut faire rouler la glande séminale dans les bourses, parce que le tissu cellulaire œdématié a perdu sa laxité normale.

Ces symptômes ne sont pas de longue durée, et en même temps que disparaît le gonflement et la douleur du poignet gauche, le testicule de ce même côté devient moins tendu, les symptômes inflammatoires s'améliorent et cela à tel point, que vingt jours après le début de l'orchite ce testicule est revenu à son volume normal. Même marche du côté droit, l'épididyme qui formait une espèce de chapeau enveloppant le testicule, commence à perdre son volume. La douleur disparaît, et le malade se croit guéri. Mais peu à peu, et sans symptômes appréciables, on voit les testicules devenir de plus en plus petits ; le gauche d'abord, ensuite le droit ; ils en arrivent bientôt à n'être guère plus gros qu'une noisette, et lorsque vers la fin de mars, le malade quitte l'hôpital, ces testicules atrophiés n'ont guère que le tiers de leur volume primitif ; encore ne savons-nous pas si là se sont arrêtés les progrès de la rétraction du tissu interstitiel.

Obs. II. — Atrophie du testicule droit à la suite d'une métastase parotidienne. Sarcome du testicule gauche. Castration. Mort. Examen du testicule atrophié. L'épididyme paraît de volume normal (Voir Pl. 3. Fig. 4, 5., de la thèse de M. Reclus). Obs. emprunt.

Pilate Eugène, employé, âgé de 43 ans, entré dans le service de M. Verneuil pour un sarcome volumineux du testicule gauche. Nous n'insisterons pas sur cette partie de l'observation qui ne nous intéresse nullement. Nous ne parlerons que d'un fait important pour nous. A 17 ans notre malade avait eu les oreillons, et à leur suite une orchite double Cette inflammation s'apaisa promptement, mais tandis que, à gauche, le testicule conservait son volume normal, il diminua rapidement à droite et au bout de quelqnes semaines, il avait atteint le degré d'atrophie que nous observons maintenant.

Le malade est opéré de son sarcome ; on veut tenter la réunion immédiate sous le pansement de Lister qui nous avait déjà donné de brillants résultats ; mais un érysipèle survient qui enlève notre malheureux individu en peu de jours, nous pouvons examiner son testicule atrophié depuis vingt-six ans.

L'érysipèle de bourses avait provoqué une inflammation dans les couches profondes et nous trouvons des traces évidentes de vaginalité, il y a un exsudat et des pseudo-membranes qui vont d'un feuillet vaginal à l'autre ; mais la moindre traction le déchire ; aussi les deux feuillets ne sont-ils pas encore adhérents, mais on ne constate entre eux qu'une bien légère couche de liquide jaunâtre sirupeux. L'épididyme n'est nullement atrophié. Il est, à lui seul, plus volumineux que le testicule proprement dit et mesure 8 centimètres de la tête à la queue, lorsqu'on fait suivre au ruban métrique le bord postérieur. Il n'en mesure plus que quatre, au niveau du bord antérieur, celui qui embrasse et circonscrit le testicule proprement dit. Son diamètre transversal, aussi bien à la queue et à la tête que vers la partie moyenne est de 12 millimètres. D'ailleurs, le tissu en est dur, ferme, d'un blanc grisâtre ; sur le fond se dessinent de légères arborisations vasculaires.

Le testicule en lui-même est petit, la moitié postérieure de sa circonférence est cachée et recouverte par l'épididyme ; l'albuginée est flasque, ridée et parait trop large pour son contenu ; elle présente aussi quelques légères arborisations de date récente et dues à la vaginalité.

Le plus grand diamètre du testicule est le vertical ; il ne mesure que 3 centimèt. L'antéro-postérieur n'en mesure que 2 et demi, et le transverse 1 et demi au plus.

Si l'on pratique une section de la glande, on voit que la surface de la coupe présente un aspect laiteux ou opalin ; le tissu est mou, souple, comme grenu, et l'on peut saisir avec une pince fine des tubes que l'on étire, mais ils sont extrêmement grêles et se déchirent à la moindre traction. En somme, la structure tubuleuse persiste, mais elle est moins nette, et pour la reconnaître il faut examiner la surface avec la plus grande attention. L'examen microscopique a été fait par M. Malassez; nous en avons parlé à l'article anatomie pathologique.

Obs. III.— Atrophie du testicule survenue à la suite d'un traumatisme rapidité de l'atrophie. Epididyme de volume normal. Le malade meurt de phthisie. Examen du testicule (observ. publiée par M. Reclus).

Leguillois (Alphonse) âgé de 42 ans, tourneur, entré dans le service de de M. Desnos, pour une bronchite suspecte. Au bout de peu de temps, le doute n'est plus permis, et des signes évidents de tuberculose surviennent dans le poumon.

A l'âge de 14 ans, en sautant sur un cheval, notre malade se fit une violente contusion ; il froissa son testicule droit. On constate très-rapidement l'existence d'une tuméfaction énorme ; on applique des sangsues puis des cataplames. Bientôt le gonflement et la douleur disparurent, mais la glande, aulieu de devenir simplement à son volume primitif, se met à diminuer et atteint rapidement le degré d'atrophie que nous pouvons constater à cette heure.

Le testicule gauche est sain ; il est environ quatre fois plus volumineux que le droit. Ce dernier est gros comme une petite noisette ; il est mou, sa forme est régulièrement arrondie ; l'épididyme qui semble normal l'entoure dans les deux tiers environ de sa circonférence, en arrière.

La tuberculose pulmonaire était à marche rapide ; elle n'a pas tardé à enlever le malade ; l'autopsie a été faite par nous ; en voici le résultat, du moins en ce qui concerne les testicules :

Le gauche est de volume normal et nous n'y découvrons aucune lésion. Le droit est petit, comme nous l'avions constaté pendant la vie ; les deux feuillets de la séreuse vaginale glissent facilement l'un sur l'autre ; l'épididyme a le volume de l'épididyme du côté opposé. Il est perméable dans presque toute son étendue et une injection mercurielle faite à une pression de 30 centimètres, pénètre jusqu'au niveau de la tête. Il faudrait croire que l'épididyme n'a pas participé à l'inflammation.

Sur une section antéro-postérieure, on peut voir que le tissu du testicule n'a pas l'aspect normal. On n'aperçoit pas de lobules séparés par des minces travées fibreuses que parcourent les vaisseaux. La surface est anémiée, à surface uniforme ; les tubes séminifères ne se dessinent plus que vaguement et les vaisseaux sont bien moins nombreux. Lors qu'on pince le tissu en exerçant des tractions, on peut encore le déchirer et étirer quelques tubes, mais difficilement ; et les tubes grêles et confondus avec le tissu conjonctif se rompent assez vite ; cependant ils se déroulent encore. Enfin, en certains points existent des petites taches laiteuses et diffuses. L'examen microscopique n'a pas été pratiqué.

Obs. IV. — Atrophie des deux testicules à la suite d'un traumatisme. Les deux épididymes ont conservé leur volume normal (observation empruntée à M. Reclus).

Quantin (Nicolas), âgé de 45 ans, entré dans le service de M. Labbé pour un hygroma aigu de la bourse prérotulienne gauche.

A 14 ans, dans une fête locale, il fut attaché sur un âne et dut faire malgré lui une assez longue course. Les bourses furent violemment contusionnées et lorsqu'on le détacha, la douleur était telle qu'il fallu le transporter chez lui.

Il survint un gonflement énorme des parties accompagné de souffrances extrêmement vives et le malade dut rester plus de trois mois au lit.

Peu à peu cependant, la douleur devint moins vive, la tuméfaction moins considérable ; les testicules revinrent à leur état normal ; mais au lieu de s'arrêter à ce point, l'hypertrophie commença, et vers le quatrième mois les deux glandes spermatiques étaient, nous dit le malade, telles que nous les trouvons maintenant.

Le testicule droit, le plus volumineux, n'est guère plus gros qu'une petite bille et ne paraît mesurer que dix à douze millimètres dans son plus grand diamètre. Il est d'ailleurs assez régulièrement arrondi, uni, sans bosselures et plutôt mou que résistant, il est coiffé par l'épididyme dont le volume l'emporte certainement sur celui du testicule proprement dit. Le tissu en est souple ; au demeurant, il paraît normal.

Le testicule gauche est plus petit encore, tellement même qu'il est assez difficile de le trouver au milieu de l'épididyme et des veines du cordon et sous les téguments qui sont aussi développés qu'à l'état normal. La verge, du reste, est volumineuse. Au dire du malade, les érections sont fréquentes et suivies d'éjaculation. Il est marié et aurait eu quatorze enfants de sa femme.

Obs. V. — Atrophie du testicule gauche survenue à la suite d'une orchite blennorrhagique. — L'épididyme a conservé son apparence normale. (Obs. emprunt. à M. Reclus.)

Schel (Jean), charretier, âgé de 31 ans, entré dans le service de M. Labbé, pour un phlegmon diffus de la main.

En 1862, pendant le cours de sa première blennorrhagie, survient un gonflement considérable du testicule gauche. La douleur qui accompagnait la tuméfaction était extrêmement vive. Il entra à l'hôpital du Midi, où il resta un mois en traitement. Une ponction fut faite, qui donna issue à une grande quantité de liquide. Le malade fut soulagé; il put quitter l'hôpital; mais il s'aperçut que son testicule diminuait rapidement de volume. Aussi, en quelques semaines, avait-il atteint le degré d'atrophie que nous constatons aujourd'hui, c'est-à-dire douze ans après son orchite blennorrhagique. La glande droite est normale; la gauche est très-atrophiée; elle mesure à peine le tiers du volume du testicule droit. Elle est molle, flasque; la surface en est lisse et sans bosselures appréciables et la pression n'est pas douloureuse.

Les fonctions génitales ne paraissent nullement altérées. La diminution de volume ne porte que sur le testicule proprement dit, car l'épididyme, aussi gros que l'épididyme du côté opposé, entoure les deux tiers postérieurs de la circonférence du testicule.

Obs. VI. — Atrophie du testicule gauche survenue à la suite d'un varicocèle volumineux de date très-ancienne. (Obs. emprunt. à M. Reclus.)

Caléat (Alexis), mégissier, âgé de 40 ans, entré dans le service de M. Labbé pour y être soigné d'une brûlure des jambes au second degré. Il est porteur d'un double varicocèle. Celui de droite est peu volumineux, celui de gauche, au contraire, est véritablement énorme, et les plexus veineux qui le constituent, acquièrent pendant les efforts que fait le malade, la grosseur de l'éminence thénar. Il est difficile de connaître exactement l'époque où la tumeur a débuté; c'est peut-être vers l'âge de 10 ans qu'elle a fait son apparition. A cette époque, d'ailleurs, notre malade n'en ressentait aucune gêne, et ce n'est que vers l'âge de 14 ans, lorsqu'il entra en apprentissage, qu'il commença à en souffrir. Depuis ce moment, il éprouve de la pesanteur et parfois quelques douleurs assez vives, mais jamais les souffrances n'ont été ni assez fortes ni assez continues pour qu'il songeât à réclamer une opération chirurgicale quelconque.

Lorsqu'on examine les parties génitales, on constate que le testicule gauche mesure à peine la moitié du volume du testicule droit; il est en partie perdu au milieu des varicosités, et comme il est non-seulement moins gros, mais encore moins résistant que l'autre, on éprouve quelques difficultés à le sentir nettement. L'épididyme parait normal; la tête en est certainement aussi volumineuse de ce côté qu'à droite; mais pour le corps et pour la queue de cet organe, ils sont tellement enlacés par les gros faisceaux variqueux des plexus pampiniformes qu'on ne saurait les isoler ou les séparer d'une façon précise. On ne sait trop où les reconnaître.

Obs. VII. — Atrophie du testicule droit par métastase des oreillons. Epididyme normal. (Obs. personnelle.)

S..., collégien, âgé de 14 ans; à la suite d'un froid, le 3 juin dernier, il a les oreillons; peu de temps après, il lui survient une orchite du côté droit. Par le repos et les émollients, cette inflammation s'apaise en moins de quinze jours.

Le 28 juillet dernier, quand on lui examine les parties génitales, on trouve la glande testiculaire du côté droit, à surface lisse, molle, flasque, peu douloureuse encore par la pression et de beaucoup réduite dans son volume. Elle paraît recouverte par l'épididyme du côté gauche.

Ce jeune malade, quoique un peu maigre, ne nous laisse aucun doute sur sa santé générale. Ses antécédents, ainsi que les antécédents de ses parents sont bons.

Obs. VIII. — Epididymite chronique survenue à la suite d'une blennorrhagie; induration diffuse de la queue de l'épididyme. (Obs. empr. à M. Reclus.)

Chavaribeyre (Antoine), doreur, âgé de 35 ans, entré dans le service de M. Verneuil pour y être soigné d'une fracture de cuisse; il est en même temps porteur d'induration de la queue de l'épididyme.

Il nous raconte qu'à l'âge de 20 ans, il eut une première chaudepisse qui, au bout de quelques jours, s'accompagnait d'une tuméfaction intense et douloureuse de la bourse droite. Il en était à peine guéri, qu'une nouvelle blennorrhagie survient et avec elle une orchite nouvelle; seulement au lieu de siéger à droite, l'inflammation, cette fois, avait atteint la glande gauche.

Maintenant quatorze ans environ après cette double orchite, voici ce que nous constatons : On trouve une double altération des épididymes; le droit est atteint aussi bien que le gauche. A leur niveau, es tissus sont beaucoup plus résistants, mais ils présentent cependant une sorte d'élasticité qui n'a rien de commun avec la dureté mate des noyaux tuberculeux. Bien que siégeant au niveau de la queue de l'épididyme, l'induration n'a pas de limites précises; elle se continue par dégradations insensibles avec les tissus environnants, et l'on ne saurait dire d'une manière nette où commence et où finit la lésion. On sent, et cela aussi bien à droite qu'à gauche. La réflexion que fait la queue de l'épididyme qui forme une anse en remontant sur le bord postérieur du testicule avant de se continuer avec le canal déférent. Cette anse est arrondie, allongée, cylindrique, et l'on peut, entre ces deux chefs, reconnaître une dépression très-marquée. La tumeur est absolument indolente, et une pression même assez énergique n'y réveille aucune douleur.

Obs. IX. — Epididymite chronique survenue à la suite d'une blennhorrhagie. Induration de la queue de l'épididyme (Obs. emprunt. à M. Reclus.)

Buffard (Jean), charretier, âgé de 43 ans, entré dans le service de M. Verneuil, pour y être soigné d'une fracture. Il est de bonne constitution, n'a jamais fait de maladie sérieuse, les poumons sont dans le meilleur état.

Il nous raconte qu'il a eu trois chaude-pisses pour le moins; les deux premières sans aucune complication, mais la dernière s'accompagna d'orchite gauche. La tuméfaction fut considérable, la douleur très-vive, et ce ne fut guère qu'au bout de trois semaines que les divers symptômes d'inflammation s'apaisèrent un peu. D'ailleurs, nous dit le malade, les parties ne revinrent jamais à leur état primitif; la résolution ne fut point parfaite et maintenant, plus de quinze ans après l'apparition de cet orchite, nous trouvons dans l'épididyme gauche, au niveau de la queue de cet organe, une tumeur dure, allongée, diffuse. L'induration est surtout très-nette au niveau du point où l'épididyme se réfléchit pour devenir ascendant; une palpation attentive permet de reconnaître l'anse formé par cette réflexion, et l'on sent, entre la portion descendante et la portion ascendante, une dépression très-nette qui peut recevoir la pulpe du doigt. Il n'existe d'ailleurs, en cet endroit, aucune adhérence des téguments avec les parties sous-jacentes; le scrotum glisse facilement sur la tumeur parfaitement indolente; les fonctions génitales paraissent normales; le toucher prostatique donne un résultat négatif; la glande n'est ni plus dure, ni plus volumineuse que d'ordinaire.

Obs. X. — Epididymite chronique, consécutive à une blennorrhagie. Noyau dur à la queue de l'épididyme. (Obs. personnelle.)

M. R..., étudiant en médecine, âgé de 27 ans. Il contracte une chaude-pisse au mois de décembre dernier. Elle fut très-rebelle et dura plus de trois mois. Elle s'accompagna de fièvre intense et souvent répétée; de cystite purulente qui amaigrit beaucoup le malade, et de longue durée; de douleurs lombaires très-vives.

Vers le milieu de janvier survient une orchite très-douloureuse. Le testicule était rouge, dure, gonflé; il constatait en même temps un épanchement liquide dans la tunique vaginale. Lorsque la tuméfaction du scrotum commença à disparaître, il fut facile de sentir que l'épididyme surtout était pris. Il formait comme un bourrelet saillant qui recouvrait le bord postéro-supérieur du testicule qu'il débordait de toute part. Mais peu à peu le gonflement disparut surtout au niveau de la tête; la pression ne fut plus douloureuse, et au mois d'avril, lorsqu'il nous a été donné d'examiner le malade à nouveau, voici ce que nous constations :

Le testicule paraît sain ; pas d'épanchement de la tunique vaginale. L'épididyme seul est pris et lorsqu'on le palpe avec soin, on trouve, vers la queue de cet organe, un noyau volumineux, dur, de consistance élastique; et nous pouvons parfaitement reconnaître une dépression entre la partie ascendante et la partie descendante de la queue qui forme en ce point une sorte d'anse très-appréciable. Du reste, la tumeur n'est pas douloureuse et notre malade, qui se livre à des coïts très-souvent répétés, nous dit ne rien ressentir de spécial qui serait sous l'influence de son épididyme chronique.

Rien n'est plus commun que les faits de ce genre, et à ces deux observations, nous pourrions en ajoute plusieurs autres ; mais, comme elles ne présentent rien de spécial, comme elles ne seraient, au demeurant qu'une parfaite répétition des cas que nous venons de transcrire, il nous paraît préférable de nous en tenir là C'est toujours le même processus : épididymite blennorrhagique aiguë, résolution incomplète; au niveau de la queue de l'épididyme reste une induration diffuse qui siége le plus souvent sur l'anse de cet organe.

A. Parent, imprimeur de la Faculté de Médecine, rue Mr-le-Prince, 31.

www.ingramcontent.com/pod-product-compliance
Ingram Content Group UK Ltd.
Pitfield, Milton Keynes, MK11 3LW, UK
UKHW020431220726
13923UKWH00005B/2160

9 782019 259556